DE L'INFLUENCE

DES

EXCITATIONS GÉNÉSIQUES

SUR LA MARCHE

ET LES COMPLICATIONS DES PLAIES

PAR

M. Ant. PONCET

Chirurgien-Major désigné de l'Hôtel-Dieu de Lyon,
Professeur agrégé à la Faculté.

LYON
ASSOCIATION TYPOGRAPHIQUE
GIRAUD, RUE DE LA BARRE, 12
—
1882

DE L'INFLUENCE

DES

XCITATIONS GÉNÉSIQUES

SUR LA MARCHE

ET LES COMPLICATIONS DES PLAIES

PAR

M. Ant. PONCET

Chirurgien-Major désigné de l'Hôtel-Dieu de Lyon,
Professeur agrégé à la Faculté.

———————— +>>>✳<<<+ ————————

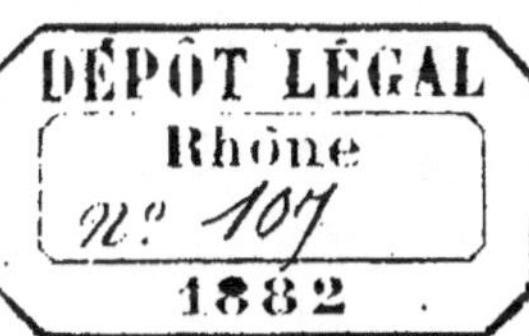

LYON

ASSOCIATION TYPOGRAPHIQUE

GIRAUD, RUE DE LA BARRE, 12

—

1882

DE L'INFLUENCE

DES

EXCITATIONS GÉNÉSIQUES

SUR LA MARCHE

ET LES COMPLICATIONS DES PLAIES

———

Parmi les nombreuses causes susceptibles d'entraver l'évolution d'une plaie, soit en donnant naissance à des complications plus ou moins graves, soit en apportant quelque obstacle au processus réparateur, il en est une qui, à peu près complètement passée sous silence, ne nous paraît point avoir suffisamment préoccupé les cliniciens (1). Cependant les faits que nous signalons lui assignent une place dans le chapitre : *Complications, évolution des plaies.* L'acte génital, chez un blessé, chez un convalescent, peut, en effet, être le point de départ d'accidents divers, et si jusqu'à ce jour cette nouvelle cause de complications parfois mortelles n'a pas été

———

(1) Sans remonter à Hippocrate, qui, dans ses *Histoires des maladies épidémiques*, signale les dangers des excès vénériens, nous trouvons, dans nombre d'auteurs, plus particulièrement du XVIe et du XVIIe siècle, quelques observations se rapportant plus ou moins à notre sujet.

C'est ainsi qu'Hoffmann (*Dissertatio de morbis ex nimiâ et intempestivâ venere oriundis,* Halle, 1725), après avoir parlé « des dangers des plaisirs de l'amour pour les blessés, et examiné celui que courent les personnes qui ont la fièvre en s'y livrant », cite une observation de Fabrice de Hilden dans laquelle « un homme ayant eu commerce avec une femme, le dixième jour d'une pleurésie qui avait été terminée le septième par des sueurs abondantes, fut attaqué par une forte fièvre et un tremblement considérable et mourut le treizième jour. »

mise en avant, en dehors de quelques rares observations et
de certains récits dénués de critérium scientifique, les raisons en sont multiples.

Nous accordons volontiers que, toutes conditions réunies,
peu de blessés songent au coït, et nous reconnaissons plus
facilement encore qu'à un grand nombre la chose n'est pas
possible eu égard à la nature des lésions qu'ils présentent
et à des impedimenta de tout genre, parmi lesquels il faut
placer en première ligne le séjour à l'hôpital. Aussi, — re-
marque un peu superflue, — n'est-ce pas dans un service
hospitalier que nous avons recueilli les observations qui font
l'objet de cette note. D'autre part, l'attention n'étant pas
éveillée sur les circonstances étiologiques dont nous parlons,
rien n'invitait le blessé à entrer dans la voie de confidences
de cette nature, la plupart du temps difficiles à provoquer,
mais dans l'espèce plus particulièrement délicates par le fait
même de l'état du patient. Ces diverses raisons, et d'autres
encore qu'il est permis de supposer, nous expliquent le silence
des auteurs relativement à l'influence du coït sur la marche
et les complications des plaies; peut-être sous la dénomination
vague de causes morales: tristesse, émotions vives, etc., fal-
lait-il entendre les rapprochements sexuels; dans tous les
cas, quoique le titre de cette étude puisse de prime abord
paraître *spécial*, quoiqu'un un tel sujet réclame une certaine
sévérité d'expressions alliée à une réserve nécessaire de dé-
veloppements, nous pensons que dans le domaine de l'étio-
logie, comme sur le terrain de la physiologie, de la patholo-
gie, les faits bien observés ont leur valeur et doivent être
signalés. Le langage scientifique n'a rien à voir, du reste,
avec une prétendue pudeur, et la morale ne saurait intervenir
dans les considérations que suggèrent nos observations.

En thèse générale, ce n'est pas dans les premiers jours
qui suivent un traumatisme sanglant qu'un blessé se livrera
au coït, mais dans cette période assez longue que l'on peut
désigner du nom de convalescence chirurgicale , et qui
s'étend depuis la transformation granuleuse de la plaie avec
suppuration franche, de bonne nature, jusqu'à son épider-

misation complète. A de rares exceptions, tout état fébrile prononcé et surtout continu est un anaphrodisiaque au premier chef ; il faut donc que la fièvre soit tombée, la température à peu près normale, que le blessé, en un mot, traverse cette phase de réparation générale, qui est l'acheminement vers une guérison définitive. Lorsqu'il éprouve ce sentiment de bien-être *sui generis*, connu de tous ceux qui relèvent d'une affection aiguë, et qui caractérise le retour à la santé, on devra, dans quelques cas, redouter ce que nous appellerons une imprudence génitale, surtout si le patient est jeune, soumis à une alimentation tonique dans laquelle les boissons alcooliques jouent parfois un trop grand rôle, et surtout si, dans son entourage immédiat, il trouve des causes d'excitations sexuelles. Mieux vaudrait souvent pour quelques blessés être privé de soins assidus que d'avoir une maîtresse pour garde-malade.

Un seul coït entraîne parfois des accidents redoutables, ainsi que nous en rapportons des observations, mais ils seront d'autant plus à craindre qu'il y aura eu plusieurs rapprochements sexuels. L'ébranlement nerveux répété, l'affaiblissement général qui l'accompagne multiplient les chances de complications et créent un sol plus favorable à leur éclosion. Si chez l'homme en pleine santé les excès génésiques sont à tout âge une cause puissante de débilitation, *à fortiori*, le coït plusieurs fois répété amènera-t-il des perturbations graves dans l'état d'un blessé. Mais ce n'est pas à ce dernier point de vue que nous nous plaçons, la plupart de nos observations ne rentrent pas dans cette catégorie de faits bien connus où les excès génésiques agissent à la façon de toutes les causes d'affaiblissement : veilles prolongées, surmenage cérébral, alimentation insuffisante, etc. Dans cet ordre d'idées, un seul, ou même plusieurs rapprochements sexuels ne sauraient, en effet, être incriminés, et les complications sur lesquelles nous appelons l'attention reconnaissent une tout autre interprétation, ainsi qu'on en jugera par la lecture de nos observations. Elles sont toutes relatives à des hommes. Chez la femme blessée, convalescente, l'orgasme vénérien doit présenter les mêmes dangers ; mais dans le coït elle est souvent passive, dès lors plus à l'abri des accidents provoqués par l'ébranlement cérébro-spinal.

Observation I. — *Amputation de la cuisse droite à la partie inférieure pour écrasement de la jambe par roue de voiture pesamment chargée. — Coït le 18ᵉ jour. — Mort cinq jours après d'infection purulente.*

X..., âgé de 42 ans, fort vigoureux, un peu adipeux, a eu, le matin du 1ᵉʳ novembre 1878, la jambe droite écrasée par la roue d'une charrette chargée de plusieurs pièces de vin. Fracture comminutive avec plaie des deux os de la jambe, ouverture de l'articulation du genou. Toute tentative de conservation étant contre-indiquée, nous pratiquons, avec l'aide des docteurs Gonnet, du Bois-d'Oingt, l'amputation circulaire de la cuisse au tiers inférieur. L'opération fut faite à la campagne, dans le pays du malade, et lorsque nous vîmes le patient douze jours après, le 12 novembre, la plaie avait la largeur de la paume de la main, des bourgeons charnus du plus bel aspect recouvraient l'extrémité osseuse ; l'état général était excellent et, au dire des médecins, le blessé n'avait presque pas eu de fièvre à aucun moment.

Jusqu'au 19 novembre, l'état du malade fut parfait ; placé à la campagne, dans les conditions les meilleures, il paraissait devoir être rapidement guéri, lorsque dans la nuit du 18 au 19 novembre, il fut pris d'un frisson intense avec claquement de dents. D'autres frissons survinrent et la famille nous prévint, le troisième jour, que l'état général du blessé était moins bon, qu'il avait eu plusieurs frissons.

Nous prescrivîmes, par lettre, du sulfate de quinine, de l'alcool à haute dose, demandant des renseignements plus complets, et soupçonnant un érysipèle plutôt qu'une pyohémie, en raison des conditions hygiéniques excellentes dans lesquelles le malade se trouvait placé à la campagne.

Deux jours après, appelé par télégramme, lorsque nous arrivâmes, X... était mort depuis quelques heures.

L'autopsie du cadavre ne put être pratiquée, mais les signes que nous avons constatés, les renseignements fournis sur la marche des accidents, ne laissent aucun doute relativement à la nature de la complication ayant déterminé la mort. La plaie était grisâtre, pultacée, complètement sèche, exhalant une odeur putride et, au dire de l'entourage, depuis le premier frisson, la suppuration avait notablement diminué. Rien d'après l'examen du moignon ne pouvait faire supposer un érysipèle, une phlegmasie profonde.

La peau, surtout à la face, avait une teinte jaunâtre très-marquée ; la coloration ictérique des conjonctives était des plus nettes. Le malade, dans les trois derniers jours, s'était plaint de douleurs violentes dans l'hypochondre droit, dans le mollet gauche. La palpation, rendue difficile par un certain degré de ballonnement, de distension de la paroi abdominale, ne nous fit rien découvrir de précis du côté du foie, mais nous trouvâmes de la fluctuation à la partie postérieure de la jambe gauche ; une ponction avec la pointe d'un bistouri confirmait le diagnostic d'abcès métastatique.

X... avait eu constamment auprès de lui, comme garde malade, une domestique avec laquelle il vivait maritalement depuis nombre d'années. Dans la nuit du 18 novembre, probablement un peu sous l'influence d'excitations alcooliques, car, depuis quelques jours, il usait trop largement des recommandations qui lui avaient été faites en raison de ses antécédents, le malade pratiqua le coït. Dans la même nuit, nous ignorons combien de temps après exactement, il fut pris d'un frisson violent, et le cinquième jour il mourait d'infection purulente.

Ors. II. — *Piqûre anatomique au niveau de la face dorsale du poignet gauche. — Pas d'accidents pendant quarante-huit heures. — Excès génésiques. — Lymphangite avec douleurs des plus vives.*

X..., docteur en médecine, âgé de 30 ans, exerçant à la campagne, se pique sur la face dorsale du poignet avec la pointe d'un bistouri qui venait de lui servir pour l'incision d'un panaris

Il prend les précautions d'usage et ne songe plus à sa piqûre ; deux jours après, dans la soirée du 14 août 1881, il se livre trois fois au coït.

La nuit qui suivit fut très-pénible : réveillé par une sensation de compression douloureuse occupant le poignet, l'avant-bras, il ne put dormir. Des souffrances très-vives, comparables à celles d'une brûlure, l'obligèrent à se lever, à se promener dans son appartement.

Prévenu par télégramme, nous trouvâmes le malade, dans l'après-midi du 15 août, pâle, abattu, accusant une cuisson douloureuse au poignet, à l'avant-bras gauche. Pas d'élévation de la température appréciable à la main. Pouls à 90.

Il existait, sur la face dorsale du poignet, une rougeur diffuse, de la largeur d'une pièce de cinq francs, au centre une saillie acuminée, correspondant à la piqûre, et ressemblant aux petits abcès anthracoïdes développés dans les follicules pileux. De la plaque érythémateuse , partaient quelques traînées rougeâtres, très sensibles au toucher, remontant snr la face postérieure de l'avant-bras. Pas de ganglion épitrocléen, pas de ganglions axillaires.

Des onctions avec l'onguent napolitain furent faites *loco dolenti*, et l'on appliqua des cataplasmes de farine de lin. A l'intérieur, sulfate de quinine, fine champagne.

Huit jours après, notre confrère qui était, bien entendu, resté continent, m'écrivait qu'il était guéri et qu'il avait repris ses occupations.

OBS. III. — *Piqûre anatomique de la main. — Adéno-lymphite se terminant après quelques jours par résolution. Coït. — Réveil des accidents. — Suppuration ganglionnaire.* (Observation due à l'obligeance de M. Rebatel, chef de clinique à l'Antiquaille.)

X...., étudiant en médecine, âgé de dix-neuf ans, fit l'autopsie d'un avant-bras amputé pour une gangrène gazeuse, ayant aux doigts quelques vésicules d'eczéma interdigital.

Le lendemain matin, traînées lymphatiques remontant le long de l'avant-bras ; le soir, fièvre intense avec délire. La fièvre ne dura que trente-six heures, la lymphangite qui avait envahi tout le bras et les ganglions axillaires céda en quelques jours (onctions mercurielles), et il ne resta que quelques ganglions axillaires indolores. Le malade, se considérant comme guéri, sortit et pratiqua un coït à sa seconde sortie dans la journée. La même nuit, frisson violent avec claquement des dents durant vingt minutes environ ; la lymphangite se réveilla en marquant le bras de larges plaques d'un rouge vif, douloureuses. Les ganglions de l'aisselle se rengorgèrent et l'un d'eux suppura en très-peu de temps ; on dut l'ouvrir par la pâte de Vienne et la pâte de Canquoin. Les accidents disparurent alors peu à peu.

Obs. IV. — *Amputation dans la continuité du premier métacarpien de la main droite. — Plaie granuleuse. — Coït. — Tétanos chronique.*

X..., âgé de 28 ans, marié depuis un an, a eu le pouce droit pris dans l'engrenage d'une machine à battre le blé. A l'Hôtel-Dieu on régularisa la plaie, laissant une partie du premier métacarpien.

Quinze jours après son entrée, le malade, dont l'état général était bon, mais qui à l'Hôpital avait perdu tout appétit, retourna à la campagne, dans sa famille. La plaie était granuleuse, les bourgeons de belle apparence ; au centre, petite esquille non mobile.

Le malade devait venir de temps à autre se faire panser le soir à l'Hôpital.

Quelques jours après son départ, le 7 août 1881, mandé par le docteur Nossac, nous trouvâmes le malade couché, ayant de la difficulté à ouvrir les mâchoires, l'écartement maximum des incisives était de 12 à 15 millim.

Le malade disait avoir beaucoup de peine à manger, il

n'accusait aucun trouble de la déglutition, mais quelques douleurs dans les muscles de la nuque.

La plaie, que l'on avait continué de panser avec de la gaze phéniquée, ne présentait aucune particularité, les bourgeons étaient rosés, en voie d'épidermisation sur les bords. Le début du trismus remontait à l'avant-veille. Le matin, en se réveillant, le malade avait ressenti de la douleur en voulant ouvrir la bouche. Guidé dans notre interrogatoire par la présence d'une jeune femme qui se trouvait auprès du blessé lors de notre arrivée, et, d'autre part, ne trouvant rien, soit du côté de la plaie, soit dans le récit antérieur de X... qui pût nous renseigner sur la cause probable de ces accidents, nous apprîmes de lui que, dans la nuit du 4 au 5 août, il avait eu des rapports avec sa femme, et c'est le matin même qu'il éprouva de la gêne pour écarter les mâchoires et des douleurs dans la nuque.

En dehors du trismus, le malade accusait un peu de céphalée. Pas de douleur du côté de la plaie, pas de spasmes musculaires dans le membre supérieur correspondant. Depuis deux jours, perte d'appétit, pouls 80, peau moite au toucher, pas d'élévation appréciable de température.

Le malade fut condamné au repos au lit, la plaie recouverte de protective et d'une couche de gaze phéniquée, fut entourée de coton ; des pansements rares remplacèrent les pansements quotidiens. 5 grammes d'hydrate de chloral furent donnés en potion dans les vingt-quatre heures.

Le 10 août, l'état du malade était à peu près le même, le trismus n'avait pas augmenté, mais la mastication était tout aussi difficile ; les douleurs dans la nuque avaient disparu. Le blessé se trouvait très-faible, très-abattu.

La potion au chloral fut suspendue pendant quarante-huit heures, puis continuée pendant huit jours.

Nous vîmes, pour la dernière fois, le malade le 16 août ; à cette date, il y avait une amélioration notable, mais toujours un peu de gêne dans l'écartement des mâchoires.

Au mois d'octobre 1881, nous avons revu M. X...; il était depuis la fin d'août, nous dit-il, complètement guéri.

Obs. V. — *Plaie de tête avec décollement du cuir chevelu. — Pas de phénomènes généraux, pas d'accidents inflammatoires. — Coïts. — Douleurs. — Gonflement au niveau de la plaie.*

X..., commerçant, âgé de 33 ans, est porteur d'une plaie contuse du cuir chevelu produite, il y a trois jours, par des débris de cheminée qui lui sont tombés sur la tête.

Le 26 août 1880, nous constatons, au niveau du pariétal droit, une plaie du cuir chevelu, sans dénudation du crâne, mesurant sept centimètres de longueur ; la peau est décollée sur la largeur d'une pièce de cinq francs; un peu de gonflement des bords, sécrétion séro-purulente, douleur à la pression. Pas de phénomènes généraux.

Après avoir fait la toilette complète de la région (cheveux coupés ras, lavages phéniqués abondants), nous rapprochons les bords, ayant eu soin de placer un drain en caoutchouc allant au fond de la plaie et sortant par le point le plus déclive. Pansement antiseptique.

Le lendemain et les jours suivants, l'état local était excellent, les bords que nous avions rapprochés s'étaient réunis et nous avions pu diminuer, au fur et à mesure, la longueur du drain, qui mesurait encore deux centimètres,

Le 3 septembre, le malade qui, depuis l'accident, gardait la chambre, se trouvant moins bien, éprouvant des douleurs au niveau de la plaie, nous enlevâmes le pansement que depuis quatre jours nous ne changions plus que toutes les quarante-huit heures. Il n'y avait pas de changement de coloration des téguments, phénomène, du reste, difficilement appréciable pour le cuir chevelu lorsqu'il existe à un faible degré ; mais, au toucher, les tissus étaient moins souples, un peu empâtés, douloureux à la pression, ce qui n'existait pas lors du précédent pansement. En pressant, nous faisons sourdre un peu de liquide séro-sanguinolent et de petits caillots noirs, diffluents.

Le malade nous affirme n'avoir fait aucune imprudence,

aucun excès de table, n'être pas sorti ; mais il nous apprend, sur notre demande, que, dans la nuit du 2 au 3 septembre, il avait coïté deux fois avec une jeune fille qui lui donnait des soins et qui, depuis quelques mois, était sa maîtresse. Du 25 août au 2 septembre, il était resté continent.

Lavages phéniqués, nouveau drain aseptique un peu plus long. Pansement antiseptique légèrement compressif. Continence recommandée.

Le 4 septembre, le malade ne souffrant pas, les liquides n'ayant pas traversé les pièces du pansement, nous changeâmes l'appareil deux jours après, la pression était à peine douloureuse, le léger empâtement dont nous avons parlé avait disparu. Depuis lors, la plaie a marché vers la cicatrisation, qui était complète le 15 septembre.

Obs. VI. — *Menace de panaris.— Coïts répétés. — Douleurs violentes. — Suppuration. — Adéno-lymphite.*

X..., âgé de 27 ans, exerçant la profession d'ajusteur, est marié depuis deux mois.

Le malade se présente à nous le 14 février 1881, il est porteur d'un panaris sous-cutané du pouce gauche et éprouve des douleurs dans l'avant-bras, dans l'aisselle correspondante. A l'examen, panaris suppuré avec lymphite superficielle et adénite. Le ganglion épitrochléen est pris, la pression dans l'aisselle est douloureuse.

Large incision à la face palmaire du pouce. Issue d'un pus épais phlegmoneux.

Voici maintenant l'histoire de ce malade.

Le 6 ou 7 février, petite écorchure péri-unguéale du pouce gauche ; le malade ne s'en préoccupa point et continua de travailler, n'éprouvant qu'une légère douleur. Chaque nuit il pratiquait un ou deux coïts, quoique ayant observé une recrudescence de douleur après l'acte génital.

Dans les premières heures de la nuit du 9 au 10 février, il eut deux coïts ; il dormit mal et fut réveillé le matin par de vives douleurs dans le pouce, par une cuisson sur le dos de la main. Il garda alors l'appartement, fit des applications d'onguents, de pommades diverses, et quatre jours après le début de ces accidents aigus, il se présentait à nous dans l'état que nous avons indiqué. Le malade n'a pas été revu, mais quelque temps après nous avons appris sa guérison.

Obs. VII. — *Fracture oblique de la jambe gauche un peu au-dessous de la partie moyenne. — Coïts répétés. — Douleurs. — Insomnies. — Retard de consolidation.*

X..., étudiant en médecine, âgé de 25 ans, fait, à Paris, une chute de cheval dans la soirée du 2 décembre 1875. Fracture oblique du tibia un peu au-dessus du tiers inférieur. Fracture probable du péroné.

Le lendemain de l'accident, on applique un bandage Scultet ; le 12ᵉ jour l'appareil est enlevé et remplacé par une attelle plâtrée. A partir de cette date, le malade, qui recevait des visites fréquentes de sa maîtresse, se livra au coït, en moyenne deux à trois fois par jour. Pendant l'orgasme vénérien, toute douleur disparaissait, mais après, et pendant un temps plus ou moins long, le malade éprouvait au niveau de la fracture et dans toute la jambe une sensation de pesanteur, de compression pénible avec battements artériels. Les nuits étaient mauvaises, sans sommeil, et chaque soir il prenait une potion additionnée d'hydrate de chloral 2 grammes.

Le quarante-sixième jour, quoique la fracture fût simple, malgré la jeunesse du sujet, son excellente santé antérieure, il existait un retard dans la consolidation, les fragments étaient toujours mobiles.

On appliqua une nouvelle attelle plâtrée qui fut remplacée le dixième jour par un bandage silicaté.

A cette époque, le malade qui, ainsi que nous l'avons dit, s'était livré deux à trois fois par jour, en moyenne, au coït, quitta la maison de santé pour se rendre à la campagne, dans sa famille.

Dans ce milieu nouveau, autre pays, autres mœurs, le malade qui depuis plusieurs semaines avait perdu l'appétit vit bientôt ses forces renaître, il eut cette sensation particulière dans une fracture consolidée, de résistance du membre.

Quelques jours après son arrivée, il commença à marcher avec une canne, et à l'aide d'un tuteur prenant un point d'appui sur l'ischion correspondant, il put, après quelques semaines, reprendre insensiblement sa vie habituelle. Pendant deux mois environ, il fit usage du tuteur.

A ces faits nous pouvons joindre un cas de mort observé, il y a plusieurs années, par M. Ollier. Il s'agissait d'un étudiant en médecine qui, quelques jours après une opération pratiquée sur un pied par Barrier, chirurgien de l'Hôtel-Dieu de Lyon (les détails opératoires font défaut), eut avec sa maîtresse des rapports sexuels qui furent le point de départ d'accidents pyohémiques mortels.

Le coït peut donc, chez un blessé, déterminer des modifications du côté de la plaie, et, dans quelques circonstances, entraîner des complications fort graves. Dans les cas les plus simples, les bords de la solution de continuité sont le siège d'un œdème, d'un empâtement plus ou moins étendu, la suppuration moins abondante, les liquides souvent mêlés d'un peu de sang, dans les premières vingt-quatre heures tachent en rouge les pièces du pansement, et la douleur parfois très-vive (observ. II) est toujours augmentée par la pression ; il semble, à en juger par ces phénomènes inflammatoires, qu'il y a eu un nouveau traumatisme local.

Ces accidents simples, survenant peu de temps après l'excitation sexuelle, s'accompagnent quelquefois d'un mouvement fébrile, ils ont une durée passagère et n'apportent qu'un léger retard dans l'évolution normale de la plaie. Mais, chez un certain nombre de blessés, le réveil des lésions inflammatoires s'accompagne de fièvre, de frissons, en même temps que du côté du membre blessé, par exemple, survient de l'adéno-lymphite (obs. III et VI), du phlegmon, se terminant par suppuration. Le coït hâte la formation du pus, il la prépare en quelque sorte, et telle affection inflammatoire qui se fût terminée par résolution passe, au contraire, à la suppuration sous l'influence d'excès génésiques.

Ce ne sont point là les seuls dangers des excitations sexuelles, les complications que nous avons observées : infection purulente, tétanos, se développeront parfois immédiatement ou peu de temps après l'acte génital.

Dans le cas que nous a signalé M. Ollier, nous ignorons combien de temps après le coït est survenu le premier frisson; mais chez notre malade l'intervalle n'a pas été long, et dans des faits de ce genre, la sensation d'un froid intense, l'apparition du premier frisson peut très-bien succéder à l'éjaculation. Nous admettrions d'autant plus volontiers cette invasion rapide caractérisée par un frisson plus ou moins violent, première manifestation de la pyohémie, qu'en pleine santé, immédiatement après le coït, on constaterait une réfrigération, un abaissement notable de la température centrale (1).

Suivant quelques expériences récentes, il y aurait une différence de 5/10 à 6/10 de degré entre la température rectale avant et après le coït; pendant l'acte lui-même, elle s'élevait de 1/10 à 2/10 de degré.

(1) Les résultats que nous publions offrent toutes les garanties scientifiques désirables; ils ont été recueillis par un interne de nos hôpitaux qui s'est observé lui-même en se plaçant dans des conditions rigoureuses d'expérimentation. Nous passons, bien entendu, sur certains détails, n'ayant en vue que le fait physiologique. L'auteur anonyme publiera probablement plus tard *in extenso* ses expériences, entreprises dans le but d'élucider certaines questions relatives à l'infection vénérienne.

Température rectale prise dans neuf expériences.

Avant.	Pendant. (Coït normal.)	Immédiatement après le coït.
37°,7		37°
37°,6	37°,8	37°,4
37°,5	37°,6	37°,2
37°,5	37°,6	37•,1
	(Coït ab ore.)	
37°,7	37°,8	37°,3
37°,5	37°,8	37°,1
37°,6	37°,8	37°,1
37°,5	37°,7	37°,2
37°,5	37°,6	37°,2

Le malade qui fut pris de tétanos s'en aperçut le matin après avoir dormi quelques heures ; dans notre observ. VII le patient éprouvait, peu d'instants après le coït, une sensation de battements, de pesanteur douloureuse au niveau de la fracture. Il est probable que ces irritations, répétées plusieurs fois dans les vingt-quatre heures, et d'autre part une perte notable de substances phosphatiques éliminées par chaque émission spermatique, ont dû jouer un rôle dans le retard de consolidation ; l'immobilisation était, en effet, complète, et le malade dans les meilleures conditions d'âge, de santé.

Mais nous savons que, dans les fractures de la jambe, en dehors des causes que nous invoquons, souvent la formation du cal demande un temps relativement considérable.

Quant à la pathogénie des accidents dont nous venons de parler et qui peuvent se résumer dans cette phrase : aggravation par le coït de l'état du blessé, quelle que soit la nature de la lésion, elle nous paraît indiquée par les phénomènes réflexes qui font partie, qui constituent l'acte vénérien pratiqué en pleine santé. La physiologie humaine, la physiologie comparée ne nous fournissent, sur ce point, que des indications bien vagues ; les difficultés des observations, la nature des expériences qui pourraient être instituées, justifient, dans une certaine mesure, ce silence.

Le coït, dit Longet, excite dans tout le corps une irradiation sensitive indéfinissable, une agitation extrème ; le pouls s'accélère, la respiration est laborieuse, etc. ; la plupart des phénomènes qui caractérisent les efforts violents se manifestent. Après l'éjaculation, lorsque le calme se rétablit, un sentiment de faiblesse, qui rend l'homme languissant, succède à cet état de spasme et se prolonge pendant un temps variable. La même description plus écourtée se retrouve dans les autres traités de physiologie, et en dehors du phénomène de l'érection, complètement décrit, analysé, nous ignorons la plupart des phénomènes physiologiques produits par l'orgasme vénérien.

Le coït, ou mieux l'éjaculation, est un acte essentiellement convulsif, et ce n'est point la perte du liquide spermatique,

que l'on considérait, autrefois, comme la principale cause
de l'affaiblissement du sujet et des accidents survenus, qui
doit entrer en ligne de compte. Tout le monde aujourd'hui
est d'accord sur ce point ; les excès vénériens, à l'instar de
tous les excès : veilles prolongées, surmenage intellectuel, etc.,
sont une cause puissante de débilitation et créent ainsi une
imminence pathologique ; mais la pathogénie des complications dont nous nous occupons est différente, il faut faire intervenir un autre facteur dans l'interprétation des accidents ;
ce facteur est l'ébranlement cérébro-spinal, la secousse nerveuse qui caractérise, si l'on peut dire, l'acte génital.

Tous les observateurs du reste, sont, d'accord sur ce point,
que le sentiment de faiblesse qui succède au coït, que l'affaiblissement réel provoqué par des excès vénériens ne saurait
être attribué à la quantité plus ou moins considérable de
sperme excrété, mais bien à la déperdition nerveuse.

Déjà dans ce qu'il est permis d'appeler les préliminaires
du coït, lors de l'érection, quand le rapprochement sexuel
est vivement désiré, des modifications, des troubles passa-
gers, du côté des grands appareils, se produisent.

Les battements du cœur sont accélérés, le rhythme des res-
pirations est irrégulier, l'homme éprouve des frissons parfois
accompagnés de claquements de dents, la peau est sèche,
brûlante dans certaines régions, relativement froide dans
d'autres et présentant dans toute une moitié du corps, par
exemple, le phénomène bien connu de la chair de poule, qui
a son siège sur le tronc, et plus particulièrement sur les
membres où les muscles lisses cutanés sont très-développés.

A en juger par la sécrétion salivaire, suivant les circonstances, notablement diminuée ou augmentée, les fonctions
glandulaires subissent également le contre-coup de cet état
passager du système nerveux. Tous ces phénomènes d'ori-
gine réflexe indiquent une perturbation profonde de l'appareil vaso-moteur. Sous l'influence des excitations sexuelles, des constrictions, des dilatations vasculaires surviennent,
s'entre-mêlent, se confondent en quelque sorte dans un laps
de temps très-court ; à une anémie locale aiguë succoède une

congestion intense, et l'irrigation sanguine dans tous les tissus, dans tous les organes est profondément troublée, le désordre est au maximum au moment de l'éjaculation, lorsque la sensation voluptueuse, qui atteint ses dernières limites, s'accompagne d'un état général de spasme et d'une exaltation physique et psychique de tout l'organisme.

La tension sanguine passe donc par des alternatives brusques d'augment et de déclin qu'il nous est permis de supposer, mais sans qu'il nous paraisse possible d'en fournir une démonstration expérimentale.

L'appareil lymphatique est probablement le siège de phénomènes du même ordre que l'appareil vasculaire ; l'expérimentation n'a-t-elle pas établi que la circulation veineuse et la circulation lymphatique sont dans un rapport intime ? que les deux systèmes communiquent ensemble (fonctionnellement) et succèdent, à peu près également au même titre, au système artériel ? Ces données physiologiques nous fournissent des éléments d'interprétation relative aux complications sur lesquelles nous appelons l'attention. Que voyonsnous, en effet, dans la plupart de nos observations ? Des accidents rapides, habituellement bénins, mais quelquefois très-graves ; les uns et les autres ont un même point de départ : la plaie, et nous semblent reconnaître une même cause, nous dirions volontiers un même processus : l'absorption de produits septiques, qui peuvent exister à la surface de toute solution de continuité exposée à l'air et pansée suivant les anciennes méthodes.

Prenons une plaie granuleuse, celle d'un moignon, par exemple, après le premier septénaire, et considérons un instant quels peuvent être les effets de l'acte vénérien sur les bourgeons charnus d'une grande vascularité. Sous l'influence des excitations sexuelles, il se passera, du côté du moignon et à un degré encore plus marqué, ce qui se passe dans d'autres régions : les nombreux petits vaisseaux qui entretiennent la vie dans ces tissus de nouvelle formation, qui donnent aux bourgeons leur teinte rosée, leur belle apparence, seront soumis à des modifications consistant tantôt en une exagération, tantôt en une cessation plus ou moins complète du tonus vasculaire ; l'augmentation brusque et passagère de la tension sanguine, ces troubles circulatoires, joints à une faible résistance des parois de vaisseaux nouvellement formés, rendent compte de petites hémorrhagies produites pendant le coït, et dont nous avons vu les traces sur les pièces de pansement. En dehors du spasme vasculaire, il faut encore faire intervenir, comme cause possible de déchirure des vaisseaux, les mouvements désordonnés, les contractions musculaires, dans l'espèce, on ne peut plus intempestives.

L'ondée sanguine plus abondante, plus rapide, les mouvements imprimés au moignon peuvent, par le fait de la mobilisation des caillots, entraîner des hémorrhagies ; des débris de ces caillots, détachés des parois vasculaires, seront également ment parfois entraînés dans le torrent circulatoire, et seront ainsi, suivant leur degré de septicité, le point de départ d'accidents pyohémiques.

Que l'infection purulente soit due, comme le veut Pasteur, à la présence d'un microbe spécial, ou bien qu'elle soit imputable à une tout autre cause, le fait n'a, dans la question, aucune importance. Tous les chirurgiens s'accordent, en effet, sur ce point : dans la pyohémie, il y a préalablement pénétration dans l'économie d'un poison siégeant à la surface de la plaie.

Cette intoxication exige pour se produire, non-seulement des éléments infectieux, mais des voies d'absorption ; l'orgasme vénérien, ainsi que nous avons cherché à l'établir, crée ces dernières conditions. L'observation de pyohémie que nous publions est particulièrement intéressante ; il s'agissait, en effet, d'un amputé au 18e jour, se trouvant à la campagne, dans les meilleures conditions hygiéniques, et l'on sait combien, en dehors des hôpitaux et des grands centres, cette complication est rare. Chez de tels malades, le coït intervient comme un traumatisme supprimant une barrière existant entre l'organisme et les produits infectieux déposés à la surface de la plaie, il permet et facilite le passage de ces éléments.

A l'appui de notre manière de voir en ce qui concerne les conditions favorables d'absorption produites par le coït, n'avons-nous pas des observations de piqûres anatomiques se compliquant d'adéno-lymphite, peu de temps après des excitations sexuelles? L'explication la plus rationnelle de tels accidents n'est-elle pas dans la pénétration, à un moment donné, de substances septiques dans le système lymphatique? Les frissons, la température élevée, l'aggravation de l'état général reconnaissent une même cause, soit que, par des spasmes musculaires, des mouvements saccadés, des voies d'absorption se soient ouvertes pendant l'acte génital, soit que les troubles vaso-moteurs qui l'accompagnent puissent également intervenir par un mécanisme analogue.

En dehors des troubles de la circulation du côté de la plaie, rien ne prouve que les excès génésiques n'agissent pas directement sur les éléments anatomiques de nouvelle formation, et n'entraînent pas un trouble de leur nutrition intime.

Cette influence trophique des centres nerveux est trop nettement établie au point de vue pathologique pour que nous ne devions pas tout au moins la prévoir et lui assigner un certain rôle.

En somme, toute plaie chez un blessé se livrant à des excès génésiques devient le siège de phénomènes réflexes qui contrarient, dans les cas les plus simples, le processus réparateur et qui, dans d'autres circonstances, donnent naissance à des complications diverses.

De tels malades ne sont point les seuls chez lesquels on doive redouter les excitations sexuelles, de nombreux états pathologiques sont aggravés par le coït. Dans les affections de l'appareil circulatoire, des centres nerveux, etc., le défaut de continence devient parfois la clef d'accidents, de complications difficilement explicables. N'a-t-on pas vu, du reste, des hommes d'un certain âge frappés d'hémiplégie pendant le coït ou immédiatement après, d'autres succomber rapidement avec des phénomènes comateux laissant également supposer une hémorrhagie cérébrale. Il y a quelques années, dans une maison publique de Lyon, trois morts, à quelques semaines d'intervalle, se produisirent dans des conditions de ce genre. Les autopsies ne furent pas faites ; il est probable, en tenant compte de l'âge des sujets, des symptômes qu'ils ont présentés, que l'on eût trouvé des lésions du centre nerveux se rattachant à un état pathologique antérieur du système vasculaire. Le mécanisme de la mort n'est pas, du reste, toujours le même ; si chez le vieillard l'appareil circulatoire peut être la plupart du temps incriminé, chez l'adulte, le jeune homme, dans les cas très-rares où dans un état de santé apparent des accidents mortels se sont produits, il faut plutôt invoquer la syncope, un arrêt brusque des mouvements du cœur par une sorte d'épuisement nerveux tel qu'on l'a observé à la suite d'une émotion morale vive.

Nous faisons allusion ici à des cas de mort survenus à la fin du coït, chez des jeunes gens, pendant la convalescence d'une fièvre grave : fièvre typhoïde, variole, etc., lors de leur première sortie.

Ces faits, connus de beaucoup de médecins, ne laissent aucun doute sur la relation de cause à effet entre l'acte vénérien et des accidents d'une gravité variable , quelquefois promptement mortels.

Nous ne saurions ici, ce qui, du reste, n'est pas l'objet de cette étude, passer en revue les diverses affections viscérales, les différents états pathologiques aggravés par des excitations vénériennes ; des faits de ce genre ont été relatés par des auteurs anciens dont noŭs avons parlé, et les exemples n'en sont pas rares.

Chez certains malades, tels que les diabétiques, les albuminuriques, il est facile de constater les effets funestes de l'acte génital, le dosage des urines révèle une augmentation notable de ces produits excrétés. M. le professeur Bouchard, avec qui nous causions, il y a quelque temps, des dangers, pour les blessés, de se livrer au coït, nous rapporta une observation où, chez un diabétique, à la suite d'un coït péniblement accompli, la quantité de sucre éliminé avait augmenté dans une forte proportion. M. Gailleton nous a également cité le fait d'un goutteux, âgé de 40 ans, habituellement très-bien portant, chez lequel l'acte génital rappelait des douleurs, des accidents inflammatoires en voie de résolution et, dans deux circonstances, provoqua des accès de goutte.

De telles observations se multiplieront certainement, l'attention étant appelée sur cette nouvelle donnée étiologique.

Les paludéens, les rhumatisants sont probablement, dans une certaine mesure, soumis aux mêmes influences ; le coït n'est-il pas comparable à un traumatisme, et ne pourrions-nous pas, d'après les faits que nous publions, d'après l'abaissement de la température qui succède à une excitation sexuelle, placer ce que nous appellerions volontiers le *choc génital* à côté du choc traumatique, réveillant parfois des états diathésiques et laissant toujours le blessé, pendant un certain temps, dans des conditions de moindre résistance ?

Il résulte de nos observations qu'à une période quelconque d'une plaie et dans la convalescence des affections chirurgicales, le coït peut être la cause de complications plus ou moins graves ; la continence doit donc être sévèrement recommandée.

S'il n'intervient pas pour une large part dans les maladies des blessés, il constitue néanmoins une cause de danger dont il faut tenir compte.